AF502984

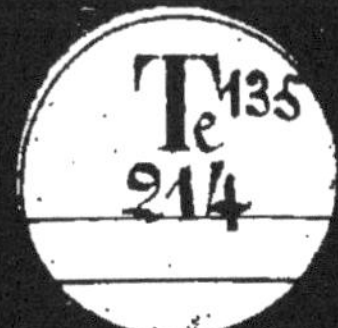
Te 135
214

CONFÉRENCES PUBLIQUES

SUR

L'HOMŒOPATHIE

FAITES RUE LARREY, N° 8

Le jeudi 10 janvier 1867 et les jeudis suivants

LA RÉFORME DE HAHNEMANN

PRISE POUR BASE D'UNE THÉRAPEUTIQUE POSITIVE

PAR

LE Dr P. JOUSSET

INTERNE LAURÉAT (MÉDAILLE D'OR) DES HOPITAUX DE PARIS
PRÉSIDENT DE LA SOCIÉTÉ HOMŒOPATHIQUE DE FRANCE
MEMBRE CORRESPONDANT DE LA SOCIÉTÉ DE MÉDECINE DE LIÉGE
CHEVALIER DE L'ORDRE DE CHARLES III, ETC., ETC.

PARIS

J.-B. BAILLIÈRE ET FILS

LIBRAIRES DE L'ACADÉMIE IMPÉRIALE DE MÉDECINE
Rue Hautefeuille, 19

LONDRES	MADRID	NEW-YORK
HIPP. BAILLIÈRE	C. BAILLY-BAILLIÈRE	BAILLIÈRE BROTHERS

LEIPZIG, E. JUNG-TREUTTEL, 10, QUERSTRASSE

1867

T^e 135 14

CONFÉRENCES PUBLIQUES

SUR

L'HOMŒOPATHIE

FAITES RUE LARREY, N° 8

Le jeudi 10 janvier 1867 et les jeudis suivants

BIBLIOTHÈQUE IMPÉRIALE
2336

LA RÉFORME DE HAHNEMANN

PRISE POUR BASE D'UNE THÉRAPEUTIQUE POSITIVE

PAR

LE Dr P. JOUSSET

INTERNE LAURÉAT (MÉDAILLE D'OR) DES HOPITAUX DE PARIS
PRÉSIDENT DE LA SOCIÉTÉ HOMŒOPATHIQUE DE FRANCE
MEMBRE CORRESPONDANT DE LA SOCIÉTÉ DE MÉDECINE DE LIÉGE
CHEVALIER DE L'ORDRE DE CHARLES III, ETC., ETC.

(*Extrait de* L'ART MÉDICAL.)

PARIS

J.-B. BAILLIÈRE ET FILS

LIBRAIRES DE L'ACADÉMIE IMPÉRIALE DE MÉDECINE

Rue Hautefeuille, 19

LONDRES	MADRID	NEW YORK
HIPP. BAILLIÈRE	C. BAILLY-BAILLIÈRE	BAILLIÈRE BROTHERS

LEIPZIG, E. JUNG-TREUTTEL, 10, QUERSTRASSE

1867

Tc 135
214

CONFÉRENCES PUBLIQUES

SUR

L'HOMŒOPATHIE

Première Conférence.

DE L'ALLOPATHIE.

MESSIEURS,

Notre époque médicale a incontestablement pour caractère le culte de la *méthode expérimentale ;* le courant des idées se détourne de plus en plus de l'esprit d'hypothèse pour entrer dans la voie de l'expérimentation, et on peut même dire que cette tendance des esprits a quelque chose d'excessif, puisque l'école positiviste va jusqu'à cette absurdité de vouloir soumettre l'étude de l'essence des maladies et de leur cause prochaine à la méthode expérimentale.

Quoi qu'il en soit, la *nosographie* s'enrichit et se perfectionne chaque jour par l'observation clinique ; l'*étiologie*, au moins pour ce qui est des causes occasionnelles et instrumentales, s'épure de toute vaine théorie, et chaque ordre de cause est soumis à une enquête et à une analyse des plus exactes ; la *pathogénie*, le mécanisme et l'enchaînement des symptômes s'éclairent tous les jours des lumières de la physiologie expérimentale ; la *thérapeutique* seule, restée en arrière des autres branches des connaissances médicales, n'a pas encore trouvé sa voie et ne se compose guère encore aujourd'hui que des hypothèses vieillies d'un galénisme suranné. Il nous a donc semblé opportun de rechercher cette année s'il était possible de constituer, à l'aide de la méthode expérimentale, une *thérapeutique positive*.

Je pense qu'il est inutile d'insister sur l'importance de la thérapeutique : chacun de vous sait parfaitement que les connaissances médicales concourent à un seul but, la thérapeutique ; que c'est la thérapeutique qui est véritablement la fin et le couronnement de toute la médecine, et que sans elle il faut renoncer à la définition même de la médecine : l'*art de guérir*.

Mais, si la thérapeutique est la partie la plus importante de toute la médecine, elle en est aussi la plus difficile, et je n'en veux pour preuve que ce fait incontestable : c'est qu'après deux mille ans d'études et d'efforts continus, la thérapeutique constitue encore aujourd'hui un ensemble de connaissances et de préceptes tellement problématiques, tellement contestables, que jamais, peut-être, le *nihilisme* et le *scepticisme* n'ont été plus répandus, et qu'un grand nombre de médecins instruits se demandent, comme le grand sceptique des temps anciens : Qu'est-ce que la vérité en thérapeutique ?

Aussi, avant d'aller plus loin, il nous paraît absolument nécessaire de vous signaler les deux grands écueils sur lesquels sont venues échouer toutes les réformes thérapeutiques. Ces deux causes d'erreur et de ruine sont : 1° l'ignorance de la marche naturelle des maladies ; 2° l'esprit d'hypothèse.

Première difficulté : *Ignorance de la marche naturelle des maladies.* — La maladie est l'*évolution* d'un certain nombre de symptômes et de lésions. Or, qui dit évolution dit changement; les maladies présentent donc dans leur marche naturelle des changements, plus ou moins nombreux, plus ou moins rapides. Si donc le médecin ignore quels sont ces changements et à quel moment ils se produisent, comment pourra-t-il décider si les modifications qui se passent sous ses yeux tiennent à la marche naturelle de la maladie ou à l'action des médicaments? Comment, par exemple, si le médecin ignore que la varioloïde, la variole modifiée par le vaccin ou par une variole antécédente, après avoir débuté par un ensemble de symptômes effrayants, se termine tout à coup, et presque sans transition, par le retour à la santé vers le septième ou huitième jour; comment, dis-je, si le médecin ignore cette marche particulière de la varioloïde, pourra-t-il se défendre de l'illusion et ne pas croire à la souveraine efficacité des médicaments employés dans le traitement de cette maladie?

Mais je veux prendre un exemple plus mémorable parce qu'il se rattache à l'introduction de l'homœopathie dans les hôpitaux de Paris. En 1840, aucun des médecins des hôpitaux de Paris ne mettait en doute l'extrême gravité de la pneumonie; tous étaient d'accord pour enseigner que cette maladie avait une tendance naturelle à la suppuration et à la mort, et qu'on ne pouvait *sauver* les malades qu'en intervenant promptement et énergiquement. Le seul point en discussion était de savoir qui l'emporterait dans le traitement de cette maladie des saignées coup sur coup, de l'émétique à hautes doses ou des grands vésicatoires. Aussi quand on entendit dire que J.-P. Tessier, à l'hôpital Sainte-Marguerite, avait guéri plusieurs pneumonies avec des globules, ce fut un étonnement profond, puis bientôt une négation universelle: « Les malades traités à l'hôpital Sainte-Marguerite n'étaient pas atteints de pneumonie. »

L'argument était absurde, mais ce fut le seul qu'on trouva sous la main, et il témoigne de la croyance générale où on était alors que la pneumonie ne pouvait pas guérir sans traitement.

Cependant, les faits de guérison de pneumonie par les doses homœopathiques allaient se multipliant et la critique ne pouvant rester sur une négation impossible; les médecins allemands se chargèrent de la réponse. Ils établirent une expérimentation sur une très-grande échelle et laissèrent sans traitement un très-grand nombre de malades atteints de pneumonie. A la grande surprise des médecins français, homœopathes comme allopathes, l'expectation donna des résultats beaucoup plus favorables que les traitements actifs et démontra ainsi que la marche naturelle de la pneumonie avait été généralement méconnue, et que cette ignorance avait été la cause d'une illusion universelle (1).

La connaissance positive de chaque espèce morbide ne suffit pas pour étudier les questions de thérapeutique ; il faut encore distinguer les *formes* avec soin si on veut arriver à connaître d'une manière précise la marche naturelle des maladies et éviter tout mécompte.

Comment expérimenter un médicament dans les fièvres intermittentes si on ne sait pas que dans la *forme bénigne* de cette maladie la guérison arrive spontanément après un certain nombre d'accès ? Comment se rendre compte de la valeur d'un traitement dans la syphilis, si on ne distingue pas avec soin la *forme bénigne* (chancre mou) de la *forme commune* (chancre dur) et si on ne sait pas que la première guérit spontanément en quelques

(1) Nous nous réservons de démontrer que les pneumonies traitées par l'homœopathie guérissent en plus grand nombre et d'une autre manière que les pneumonies abandonnées à l'expectation.

semaines sans être suivie jamais d'accidents consécutifs, tandis que l'autre n'a point de tendance naturelle à guérir? N'est-ce pas sur cette ignorance des *formes* dans les maladies que repose la fortune de tant de médications prônées comme infaillibles aujourd'hui et abandonnées demain sans retour; n'est-ce pas là une source féconde d'illusion thérapeutique, et par un juste retour d'un incurable scepticisme?

Le second écueil sur lequel sont venus se briser tant d'efforts pour constituer la thérapeutique, est l'*esprit d'hypothèse*. L'esprit d'hypothèse est le mauvais génie de la médecine. Humoristes et solidistes, vitalistes, animistes, organiciens et positivistes, allopathes et homœopathes sont tombés dans la même faute. Il faut rompre courageusement avec un passé qui a été si funeste à la thérapeutique et entrer carrément dans la voie de l'expérimentation. Ce que je vous demande à vous, jeunes gens, ce n'est pas de devenir homœopathes sur ma parole, mais c'est de vous attacher fortement à la méthode expérimentale, de juger par cette méthode la pâture que l'on donne à vos esprits, et de ne pas souffrir que des maîtres qui prétendent être positivistes vous parlent encore le langage suranné des hypothèses galéniques.

Après ces préliminaires, qui étaient indispensables pour rendre intelligible la critique qui va suivre, nous allons examiner cet ensemble de systèmes connus sous le nom d'*allopathie*.

Le système thérapeutique qui se place au premier rang par son ancienneté comme par son importance et sa perfection est le *galénisme*. C'est lui que Hahnemann appelle spécialement allopathie, parce qu'il repose sur la doctrine des contraires; mais son véritable nom, comme nous allons le voir, est celui de *thérapeutique étiologique*.

Comme toute thérapeutique complète, le galénisme se compose d'une *matière médicale* et d'une *règle d'indication*, c'est-à-dire d'une règle pour le choix du médicament · nous examinerons successivement ces deux parties.

Loi des indications. — Elle se résume en deux axiomes qui n'en font qu'un : *Contraria contrariis curantur* et *Sublata causa, tollitur effectus.* Comment ces deux axiomes n'en font-ils qu'un? La véritable signification de la loi des contraires va nous le faire comprendre.

Les galénistes ne recherchaient pas le *contraire de la maladie*, ce qui eût été une vérité de M. de La Palisse; le contraire de la maladie, c'est la santé, et toutes les thérapeutiques ont la prétention de donner la santé.

Ils ne recherchaient pas non plus le contraire des symptômes; ils s'en sont toujours défendus; leurs visées étaient plus élevées; ils s'adressaient à la *cause prochaine* de la maladie, ils en cherchaient le contraire et ils avaient la prétention de détruire cette cause, et voilà pourquoi ils disaient indifféremment: *Sublata causa, tollitur effectus* et *contraria contrariis curantur*. Le galénisme est donc bien une *thérapeutique étiologique*.

Appliqué aux *maladies des causes externes* et à quelques très-rares accidents des *maladies des causes internes*, le galénisme est une admirable méthode thérapeutique. Une plaie a divisé une artère : vous faites la ligature et l'hémorrhagie s'arrête, *sublata causa, tollitur effectus.* La tête de l'humérus, déplacée par une luxation, déforme le membre, cause des douleurs, empêche le mouvement, vous replacez l'os dans sa cavité, la déformation et la douleur disparaissent, le mouvement se retablit, *sublata causa, tollitur effectus*. De même pour l'extraction d'un corps étranger du larynx, pour l'ouverture d'un abcès, pour la thoracentèse dans les épanchements pleurétiques avec suffocation imminente. La cause est palpable, on peut l'appréhender au corps, la détruire par son *contraire*. La thérapeutique touche à sa perfection.

Mais, lorsqu'il s'agit d'appliquer la *thérapeutique étiologique* au traitement des *maladies de cause interne*, la *cause prochaine* nous échappe et la loi des indications ne peut plus s'appliquer.

Galien et ses élèves sortirent de cette difficulté en créant d'une part des *causes hypothétiques* de maladie, et d'une autre des *vertus hypothétiques* des médicaments. Ainsi, les causes des maladies consistaient dans une altération des quatre humeurs qui s'altéraient par le froid, le chaud, le sec, l'humide, l'âcre, le doux, la putréfaction, etc. Les médicaments furent divisés en chaud, froid, sec, humide, antiputride, etc., etc. Cette étiologie et cette matière médicale étant acceptées, il était facile de faire jouer la loi des *contraires*, de corriger le chaud par le froid, le sec par l'humide, la putréfaction par l'antiputride, etc., etc., *contraria contrariis;* et quand on ne pouvait pas neutraliser la *cause morbide*, de l'*évacuer*, *sublata causa*. Tout le galénisme, et il règne encore aujourd'hui, consiste donc à combattre une cause hypothétique par la vertu hypothétique d'un médicament ou à évacuer l'humeur peccante. Ainsi, depuis Galien, la plupart des médecins ont fait consister toute la thérapeutique à traiter une hypothèse par une autre hypothèse, ce qui rappelle involontairement ces vers de Scarron :

Je vis l'ombre d'un valet,
Qui, de l'ombre d'une brosse,
Frottait l'ombre d'un carosse.

Matière médicale. — Nous l'avons déjà dit, Galien avait attribué aux médicaments des vertus hypothétiques. Les médecins se les sont transmis d'âge en âge et nous les retrouvons dans nos *matières médicales* modernes. Et cependant, qui a jamais prouvé expérimentalement les qualités rafraîchissantes, échauffantes, désobstruantes, incisives, des médicaments? Qui a établi la vertu des antiphlogistiques, des antiputrides et des antispasmodiques ? Pour vous montrer le peu de fondement de toute cette matière médicale, je prendrai pour exemple la classe la plus moderne et celle qui semble le moins hypothétique, et je veux vous montrer qu'il n'y a pas de *medicaments toniques*.

Le *quinquina* et le *fer*, voilà les deux types des médicaments toniques. Eh bien, je vous dirai avec Hahnemann : le quinquina n'est tonique, ne donne des forces, que lorsqu'il guérit la maladie, autrement il n'est pas tonique. — Exemple. Voici un malade arrivé à la période d'*état* de la fièvre typhoïde, dans la forme que vous appelez adynamique. Ici la diminution des forces est considérable et la prostration si grande que le malade glisse sans cesse au bas de son lit; donnez du quinquina à ce malade, et au lieu de lui donner des forces vous verrez s'aggraver tous les symptômes : la sécheresse de la langue, le ballonnement du ventre, la diarrhée, etc.; qu'un malade également atteint de fièvre typhoïde présente au contraire des redoublements périodiques bien caractérisées : le quinquina arrête cette complication et indirectement relève les forces du malade. Vous voyez donc que le quinquina n'est tonique que lorsqu'il guérit, et comme tous les médicaments sont dans ce cas, il est absurde de faire une classe de médicaments toniques.

Il en est de même du fer, qui donne des forces à la

chlorotique, parce qu'il la guérit, et qui ne fait que du mal au phthisique, parce qu'il augmente sa fièvre, sa diarrhée et la tendance aux hémoptysies ; et voyez l'esprit de système, la saignée, que vous regardez comme le contraire des toniques, était dans certains cas considérée comme donnant *des forces* au malade quand il y avait ce qu'on appelait *oppression des forces*.

Tout cela c'est de l'hypothèse, de la fantaisie, et il faut oublier toute cette science de mauvais aloi pour revenir à la *matière médicale positive*.

Telle était la thérapeutique étiologique de Galien. On voit que c'était une doctrine complète, ayant réponse à toutes les nécessités de la pratique ; aussi son influence fut-elle considérable, et l'on comprend la haine de Guy-Patin et de tous les galénistes contre les *circulateurs* qui venaient saper la thérapeutique traditionnelle. C'est en effet *Harvey* qui est le vrai précurseur de Hahnemann, la découverte de la circulation du sang inaugura une physiologie nouvelle, renversa la doctrine des quatre humeurs et ruina par sa base la doctrine thérapeutique allopathique. Mais le galénisme était entré si profondément dans l'esprit médical que l'édifice ne s'écroula pas immédiatement et qu'aujourd'hui encore on essaye de l'étayer et de le restaurer.

Les *humoristes modernes*, les *spécificiens* et les *organiciens* sont les successeurs du galénisme. Voyons comment chacune de ces écoles a appliqué la *contraria contrariis*.

Humorisme moderne. L'humoriste moderne cherche dans les altérations du sang les *causes prochaines* des maladies, et il combat cette cause par ses *contraires*. C'est du galénisme pur. Mais les progrès de la nosographie et de l'anatomie pathologique ne peuvent laisser subsister cette erreur. D'abord le système est incomplet et les humoristes avouent que les alterations du sang n'expliquent qu'une classe de maladie; ensuite le système est faux, même dans ce sens restreint, parce que les altérations du sang sont des *lesions*, c'est-à-dire des produits de la maladie, des *effets* et non des *causes*, et la preuve c'est que la même altération du sang est commune à plusieurs maladies différentes par leur nature et même à des états physiologiques ; ce qui ne serait pas si l'altération du sang était une cause. Exemple. L'augmentation de fibrine est commune aux phlegmasies, aux rhumatismes articulaires aigus et à la grossesse. Or, la phlegmasie et le rhumatisme sont des maladies de nature différente et la grossesse est un état physiologique, donc l'augmentation de fibrine est une lésion commune à des états tout à fait différents, et il est aussi absurde de dire qu'un malade a une phlegmasie parce qu'il a trop de fibrine que de dire qu'une femme est enceinte par excès de fibrine, c'est prendre l'effet pour la cause.

Donc, les humoristes modernes ont échoué dans leur tentative de reconstituer une thérapeutique étiologique.

Les *spécificiens* placent dans les *poisons morbides*, virus, miasmes, effluves, etc., la cause des maladies et ils en cherchent l'*antidote*. C'est encore de la thérapeutique étiologique.

Ce système, comme le précédent, ne s'applique qu'à un certain nombre de maladies, de plus les spécificiens n'ont encore trouvé aucun antidote. J'ajoute qu'ils n'en trouveront jamais et qu'ils périront dans une stérilité absolue, par une raison bien simple, c'est que les *poisons morbides* sont des *poisons hypothétiques*, des *vues de l'esprit* qui échappent aussi bien à l'analyse chimique qu'à l'examen microscopique, et que s'il est possible de trouver l'antidote d'un *poison réel* comme l'arsenic ou le cuivre, il n'est pas possible de trouver le contre-poison d'une métaphore. « Mon Dieu, disait Paul Louis, délivrez-nous du malin et du langage figuré ! les médecins m'ont pensé tuer voulant me *rafraîchir le sang ;* celui-ci m'emprisonne de peur que je n'écrive du *poison ;* d'autres laissent reposer leur champ, et nous manquons de blé au marché. Mon Dieu, sauvez-nous de la métaphore. »

Les spécificiens ont donc échoué comme les humoristes à reconstituer la thérapeutique allopathique.

Organiciens. — Mais, dites-vous, nous ne sommes ni humoristes, ni spécificiens, nous, élèves de l'École de Paris, nous sommes organiciens et positivistes. Mais, alors, pourquoi êtes-vous allopathes? par quels efforts d'illogisme conservez-vous la *loi des contraires* et la *thérapeutique étiologique?* Demandez à votre père Morgagni ce qu'il a fait de la cause prochaine : « *De sedibus et causis morborum.* » Le siége, c'est-à-dire la lésion et les causes des maladies sont une même chose. Vous-même ne définissez-vous pas une maladie par sa lésion et ne confondez-vous pas la lésion avec la cause? Qu'est-ce que la pneumonie pour un organicien? C'est l'hépatisation du poumon. Qu'est-ce que sa cause? L'hépatisation du poumon. Qu'est-ce que sa lésion? L'hépatisation du poumon. L'épanchement pleurétique est la cause de la pleurésie et sert à la définir. Il en est de même de l'altération des plaques de Peyer pour la fièvre typhoïde, etc., etc.

Donc, si vous avez supprimé la *cause prochaine* des maladies, comment en trouverez-vous le contraire? Soyez conséquents au lieu d'être positivistes, et lorsque vous entendrez un de vos maîtres vous dire qu'il faut faire vomir un malade parce qu'il a la langue jaune, dites à ce disciple attardé de Galien : Nous ne voulons plus de votre thérapeutique hypothétique, il n'y a aucun rapport entre une langue jaune et un excès de bile; la langue est jaune parce que sa membrane muqueuse est enflammée et que son épithélium est en voie de desquamation; et d'ailleurs, l'expérimentation enseigne qu'un vomitif, loin de diminuer la sécrétion biliaire, l'augmente. Faites-nous de la thérapeutique positive ou cessez de nous enseigner.

Mais, direz-vous, quittons le domaine des théories vaines et examinons la *pratique*, qui nous est enseignée par les médecins des hôpitaux de Paris. Je le veux bien; mais je vous préviens que vous ne trouverez de ce côté qu'un *syncrétisme* grossier, indigne du nom de *méthode thérapeutique*. C'est la hotte du chiffonnier; vous y trouvez des débris de toutes les écoles, des préceptes hippocratiques (1) à côté des hypothèses du galénisme, les illusions des chimistes et les rêveries des alchimistes, tout cela mêlé à quelques perles échappées de l'écrin de la thérapeutique expérimentale; et comme caractère général une contradiction qui dépasse tout ce qu'on avait vu jusqu'ici. Et pour preuve : qu'était le traitement de la pneumonie en 1840? Les saignées coup sur coup, l'émétique à hautes doses et les grands vésicatoires.—Qu'est-il aujourd'hui? L'expectation. N'avez-vous pas vu, dans le même temps, le traitement de la fièvre typhoïde présenter des contradictions encore plus fortes? Bouillaud appliquait son éternelle formule des saignées coup sur coup, Delaroque ses purgatifs tous les deux jours, quelques attardés donnaient encore le quinquina et Andral faisait de l'expectation pure. Et le rhu-

(1) L'hippocratisme pur repose sur l'imitation de la nature et se résume en une sorte d'expectation. C'est pour cela que nous ne l'avons pas compris dans la critique précédente, critique qui s'adresse exclusivement à l'allopathie.

matisme articulaire aigu ? Les saignées coup sur coup, le nitrate de potasse à hautes doses, les vésicatoires et le sulfate de quinine, auquel nous devons une connaissance si approfondie du *rhumatisme cérébral* ? Voilà des moyens suffisamment contradictoires et qui tous ont la prétention de donner les plus beaux succès. Et le choléra, pour parler d'actualité, êtes-vous pour la bière frappée ou pour le vin chaud ? pour l'ipéca ou pour la strychnine ? pour le cuivre ou pour le bismuth ? peut-être préférez-vous les 10 gouttes de laudanum du grand chirurgien de l'Institut ?

Après m'être adressé aux étudiants, je m'adresse aux maîtres et je leur dis : Que voulez-vous qu'un élève intelligent retire d'un semblable enseignement ? vous dites oui et non cent fois par jour sur le même point de la thérapeutique ; vous semez le scepticisme à pleines mains ; vous tuez la thérapeutique.

Maintenant, parlerai-je des mélanges incohérents de médicaments à action opposée, de l'abus des substances énergiques, des vices du régime, de l'alimentation forcée et de l'usage de l'alcool dans les maladies fébriles ? Non ; mais je résumerai tout cela dans une dernière accusation : La thérapeutique active et perturbatrice est meurtrière dans ses résultats.

Hahnemann avait déjà formulé cette accusation contre l'allopathie, et j'avoue que je n'avais vu dans cette assertion que la déclamation d'un sectaire ; mais les expériences de l'école de Vienne sur l'expectation m'ont contraint de changer d'avis. Ces médecins ont abandonné un grand nombre de pneumonies aux seules forces de la nature et ils sont arrivés à des résultats tout à fait inattendus. Ils n'ont eu en moyenne qu'une mortalité de 20 pour 100, tandis que par les méthodes violentes et perturbatrices on arrive à une mortalité bien plus considérable et qui s'est élevée jusqu'à 50 et 60 pour 100. Barthez, dans ses recherches sur l'expectation dans la pneumonie des enfants, est arrivé à des résultats encore plus favorables, et il dit textuellement que l'intervention d'une thérapeutique active est très-fâcheuse dans la pneumonie des enfants. Nimeyer exprimant le sentiment général des médecins de son pays, avoue que si une personne qui lui serait chère était atteinte d'une pneumonie, il aimerait beaucoup mieux la confier à un homœopathe qu'à un médecin qui croirait tenir la guérison au bout de sa lancette. . . . . . .

En résumé, la thérapeutique que l'on vous enseigne n'a plus pour base scientifique que des hypothèses surannées ; elle est contradictoire dans ses préceptes et meurtrière dans ses résultats. Ce n'est ni un art, ni une science, mais une fantaisie dangereuse qui ne subsiste encore que parce qu'elle occupe les positions officielles, positions où elle se défend avec une intolérance qui n'est égalée que par l'absurdité de ses doctrines.

Et si vous demandez maintenant ce que nous venons faire ici et ce que nous représentons, nous vous dirons : Nous venons mettre la hache au pied de l'arbre de la thérapeutique étiologique de Galien ; nous représentons l'insurrection contre l'hypothèse officielle et obligatoire ; la guerre contre l'ignorance des propriétés positives des médicaments. Nous sommes la thérapeutique nouvelle, qui n'est acceptable qu'à la condition d'être assise sur la méthode expérimentale, et si l'examen auquel nous allons nous livrer nous montrait que l'homœopathie ne remplit pas cette condition, nous la laisserions dormir dans le même cercueil que le galénisme, et nous continuerions nos études à la *recherche d'une thérapeutique positive.*

Deuxième Conférence.

QU'EST-CE QUE L'HOMŒOPATHIE? — LA LOI DES SEMBLABLES.

MESSIEURS,

Nous avons vu, dans notre dernière conférence, que l'ignorance des propriétés réelles des médicaments et l'esprit d'hypothèse ont empêché jusqu'ici l'édification d'une thérapeutique positive; nous sommes donc autorisé à rechercher une solution en dehors des erreurs traditionnelles et à examiner si la réforme de Hahnemann nous donne cette solution.

Rappelons, en commençant cet examen, qu'une thérapeutique ne peut être acceptable qu'à la condition de reposer sur une *matière médicale* purement expérimentale, et sur une *règle d'indication* exempte d'hypothèses. Telles sont les deux colonnes sur lesquelles nous prétendons élever la thérapeutique vraiment positive.

Qu'est-ce donc que l'homœopathie ?

D'abord l'homœopathie est une réforme thérapeutique. C'est à ce titre seul qu'elle nous intéresse. Sans doute on trouve dans Hahnemann des théories vitalistes sur le *dynamisme* et sur la constitution des maladies chroniques, mais nous laisserons complétement de côté ces rêveries, intéressantes seulement pour les esprits qu croient qu'on ne peut être médecin sans se nourrir d'hypothèses, et nous envisagerons le réformateur sous son véritable point de vue, c'est-à-dire comme le grand promoteur de la méthode expérimentale en thérapeutique.

IMPR.

L'homœopathie est une thérapeutique nouvelle, et cependant elle repose sur deux principes anciens et qu'on retrouve dans toute la tradition : le *similia similibus curantur* et l'*expérimentation du médicament sur l'homme sain.*

C'est Hippocrate qui a donné la formule de la loi de similitude, *similia similibus curantur*. Cet axiome, presque oublié pendant le règne du galénisme, servit de mot de ralliement à tous les réformateurs de la renaissance. Paracelse, Van Helmont, Stahl l'élevèrent au-dessus du *contraria contrariis* et en firent la loi principale des indications thérapeutiques. Quant à l'*expérimentation des médicaments* sur l'homme sain et sur les animaux, on la retrouve presque à tous les siècles de la tradition médicale, mais cependant sans qu'elle se soit jamais élevée à la hauteur d'une méthode générale.

Ainsi, on ne peut nier que les deux principes sur lesquels s'appuie l'homœopathie ne soient, pour ainsi dire, aussi anciens que la médecine; seulement, jusqu'à Hahnemann, ces deux principes sont restés à peu près complétement stériles. En vain, Hippocrate avait dit *similia similibus curantur*, la loi de similitude était inapplicable sans la connaissance positive des propriétés des médicaments. Comment, en effet, prescrire contre la dyspnée un médicament homœopathique si on ignorait quel médicament était capable de produire ce symptôme chez l'homme sain?

D'un autre côté, la connaissance des symptômes produits par les médicaments sur l'homme sain était complétement inutile aux médecins qui faisaient de la thérapeutique étiologique. Quel rapport trouver entre les nombreux symptômes de l'*arsenic* et de la *noix vomique*, par exemple, et l'excès de chaleur du sang, le refroidissement de l'atrabile; ou même, pour parler le langage moderne, l'augmentation ou la diminution de la fibrine ?

A la thérapeutique qui prétendait s'attaquer à l'essence même de la maladie, il fallait la connaissance de la nature, de l'essence même du médicament, c'est-à-dire cette impasse dans laquelle nous avons vu le galénisme se débattre pendant des siècles. Quant aux effets positifs des médicaments sur l'organisme, ceux que le hasard avait découverts ne servaient qu'à égarer les partisans de la thérapeutique étiologique ; et aujourd'hui encore les allopathes ne comprennent rien aux bons effets du *calomel* dans la *dysentérie* ou de l'*opium* dans le *delirium tremens*, parce que le premier de ces médicaments produit des évacuations alvines et que le second congestionne le cerveau.

La véritable découverte de Hahnemann consiste à avoir compris que le *similia similibus* et l'*expérimentation du médicament* sur l'homme sain étaient deux principes qui deviendraient féconds par leur rapprochement. L'homœopathie n'est donc pas l'œuvre d'un rêveur; elle n'est pas née de la *nébuleuse Allemagne,* comme on l'a dit, mais de deux principes traditionnels combinés et réunis par un trait de génie.

Comme toutes les thérapeutiques, l'homœopathie présente à examiner une matière médicale et une loi d'indication; la question des doses, qui constitue un élément si important dans la thérapeutique nouvelle, sera exposée en dernier lieu.

De la loi des semblables.

Nous avons à établir d'abord que cette loi peut s'appliquer en dehors de toute hypothèse, qu'elle est entièrement justifiable de la méthode expérimentale; en second lieu, qu'elle est vraie, c'est-à-dire qu'elle indique le médicament le plus capable de guérir.

1° La loi des semblables est exempte d'hypothèse.

La loi des contraires ne peut s'appliquer sans hypothèse, parce qu'elle s'adresse à la *cause prochaine* de la maladie. La loi des semblables, et c'est là une différence radicale, s'applique aux symptômes. C'est le semblable du symptôme que nous cherchons, *vomitus vomitu curatur*, et le symptôme est du domaine de l'observation clinique, comme l'effet du médicament sur l'homme sain est du domaine de l'expérimentation.

L'observation clinique donne la connaissance des symptômes des maladies; l'expérimentation sur l'homme sain révèle les propriétés positives des médicaments. Il n'y a donc nulle place à l'hypothèse, et la méthode expérimentale seule suffit à résoudre l'indication. Exemple : l'observation clinique enseigne que le *choléra* est constitué par des évacuations par haut et par bas, avec crampes, refroidissement, petitesse, puis absence du pouls; l'expérimentation nous apprend que le *veratrum* produit des symptômes analogues chez l'homme sain. La loi des semblables conclut que le veratrum sera indiqué dans le traitement du choléra. Ici, nulle hypothèse sur la *nature* du choléra pas plus que sur les *vertus* du veratrum, mais simplement deux faits d'observation.

La loi des semblables est donc applicable en dehors de toute hypothèse; elle ressort entièrement de la méthode expérimentale. C'était le premier point à démontrer.

2° La loi des semblables est-elle vraie?

Il existe une démonstration métaphysique du *simile*, mais nous n'exposerons que la preuve expérimentale, parce que c'est la seule qui, aujourd'hui, soit capable d'entraîner la conviction dans les esprits. Nous ferons cette preuve expérimentale en montrant clairement que les médicaments qui possèdent, de l'aveu de tous les médecins, la propriété de guérir certains états morbides, produisent des états analogues chez l'homme en santé; enfin, pour que nos preuves soient à l'abri de toute contestation, nous en emprunterons les éléments aux allopathes eux-mêmes.

Nous commencerons par le quinquina, puisque c'est en étudiant ce médicament que Hahnemann a fait sa découverte thérapeutique.

Le quinquina jouit incontestablement de la propriété de guérir ou tout au moins de couper les accès de fièvre intermittente. Eh bien, le quinquina détermine chez l'homme sain des accès fébriles analogues aux accès de fièvre intermittente. Hahnemann, le premier, a fait connaître ce fait. Bretonneau l'a décrit en ces termes :

« Le plus souvent des tintements d'oreille, la surdité et une sorte d'ivresse précèdent l'invasion de cette fièvre : un léger frisson s'y joint; une chaleur sèche, accompagnée de céphalalgie, succède à ces premiers symptômes, s'éteint graduellement et se termine par de la moiteur. » (*Journal des connaissances médico-chir.*, t. I, p. 136.)

Ce fait a été nié par quelques systématiques, mais il est confirmé par les travaux d'Ozann, Hirschel, Withmann, Thomassin et Thuessink, Guislain, Aubert, Mérat et Delens, Rivière, Chevalier, Dielt, Duméril, Demarquay et Le Cointe. (Imbert-Gourbeyre, *Lectures publiques sur l'homœopathie,* p. 29.)

Le *mercure* est incontestablement un des meilleurs médicaments dans le traitement de la dysentérie. Or, l'empoisonnement par le mercure produit des symptômes fort analogues à ceux de la dysentérie. Lisez plutôt la description suivante d'un empoisonnement par le sublimé en injection vaginale : vomissements réitérés, sensation de brûlure dans l'estomac, langue sèche, rouge à la pointe et sur les bords ; *selles muqueuses et sanglantes avec ténesme;* froid des extrémités ; contraction des extrémités ; pouls petit, faible, défaillant, rare ; syncopes, puis symptômes de salivation (1). Ne retrouvez-vous pas ici l'image presque complète de la dysentérie, et la vérité de la loi des semblables n'apparaît-elle pas dans toute sa puissance ?

L'*arsenic* est le médicament le plus généralement employé dans les affections de la peau ; il guérit incontestablement un grand nombre de fièvres intermittentes, et sans parler de son action curative dans beaucoup d'autres maladies, nous devons rappeler qu'il existe un certain nombre d'observations de maladies de Bright, dans lesquelles l'arsenic a amené une guérison radicale. Or, l'arsenic produit des éruptions à la peau, un mouvement fébrile périodique, et une albuminurie toute spéciale.

Le professeur Imbert-Gourbeyre, à propos d'une observation du Dr Follin sur les effets du *vert de Schweinfurt*, a publié un travail dans lequel il a décrit toutes les éruptions cutanées produites par l'arsenic. Ce mémoire, qui résume tous les travaux antérieurs, établit que l'arsenic produit : 1° des éruptions papuleuses ayant quelque analogie avec les syphilides ; 2° des éruptions ortiées ; 3° des vésicules analogues à l'eczéma ; 4° des plaques érysipélateuses ; 5° des éruptions pustuleuses ; 6° de véritables ulcérations. (*Art médical*, année 1858.)

Le même auteur a fait un travail analogue pour le

(1) *Journal trimestriel de Dublin*, février 1866.

mouvement fébrile, d'où il ressort que, de l'aveu de la presque unanimité des médecins qui ont étudié l'arsenic, ce médicament produit un mouvement fébrile revenant par accès réguliers tellement analogues à ceux de la fièvre intermittente, que dans plusieurs observations on a dû administrer le sulfate de quinine à des malades en proie à la fièvre arsenicale ; et que le Dr Delaharpe, pour lequel probablement tous les travaux de la thérapeutique moderne sont lettre morte, conclut à l'impuissance de l'arsenic pour combattre la fièvre intermittente, parce qu'il a vu un mouvement fébrile survenir sous le type tierce pendant l'administration de l'arséniate de soude. (*Art médical,* année 1865, p. 117.)

L'arsenic est donc fébrigène et exanthématogène, comme l'a dit M. Imbert. Et, s'il est incontestable qu'il guérisse un grand nombre d'affections de la peau et de fièvres intermittentes, la loi des semblables est donc prouvée par l'histoire de ce médicament.

Quant à l'*albuminurie* déterminée par l'arsenic, M. Jaccoud nous dit que c'est principalement l'*albuminurie globulaire*, c'est-à-dire celle produite par l'altération des globules du sang, et dans laquelle une partie de l'hématoglobuline passe dans les urines. Du reste, l'histoire des empoisonnements par l'*hydrogène arsénié* mentionne les urines sanguinolentes et albumineuses parmi les symptômes les plus constants de cette intoxication.

Mais, puisque nous parlons de la maladie de *Bright*, nous devons rappeler que l'*acide nitrique* et les *cantharides* comptent, eux aussi, quelques cas de guérison, et que ces deux médicaments ont la propriété de rendre les urines albumineuses, et, de plus, que cette albuminuerie artificielle s'accompagne de la desquamation des *tubuli*, comme dans la maladie de *Bright*.

Le *fer* est incontestablement un médicament fort utile dans la *chlorose*. Eh bien, Giacomini a fait des expériences d'où il résulte que ce prétendu tonique rend le pouls faible et rare, détermine la pâleur de la peau et une faiblesse générale. Si vous ajoutez avec Trousseau que le fer retarde et diminue les règles, n'aurez-vous pas, dans l'action du fer, une image de la chlorose ? Hahnemann avait déjà observé ce fait sur des populations entières qui boivent habituellement des eaux ferrugineuses. Mais son témoignage était naturellement tenu pour suspect.

Et l'*iode*, qui fait la base de presque tous vos traitements de la phthisie, ne produit-il pas, d'après Rilliet, un ensemble de symptômes fort analogues à la phthisie ? Le Dr Janh a même appelé l'*iodisme* avancé une *phthisie nerveuse*.

Si le Dr Chailly avait eu quelque idée de la loi des semblables, se serait-il étonné d'avoir arrêté un avortement avec le *seigle ergoté*, ce médicament abortif par excellence? (*Revue médicale*, 1834, p. 464.)

L'*opium*, la *belladone*, le *stramonium*, la *jusquiame*, sont tous les jours employés avec succès dans le traitement du *delirium tremens*, de la *folie*, de l'*épilepsie*, de l'*éclampsie*. Or ces médicaments produisent sur l'homme sain le délire, la fureur, les hallucinations et les convulsions, symptômes analogues à ceux qu'ils guérissent; enfin, et cet argument fera peut-être plus d'impression sur vos esprits, ils sont *antidotes* les uns des autres. L'*opium* et la *belladone* produisent tous les deux le délire furieux avec hallucination, les convulsions, le coma, la sécheresse de la gorge, des éruptions scarlatiniformes. Et cependant ces deux médicaments, si *semblables* dans leur action, sont *antidotes* l'un de l'autre, à ce point que, dans l'empoisonnement par l'opium, le meilleur contre-poison est la belladone et réciproquement. Cette vérité, déjà signalée par Prosper Alpin et Lobel pour la belladone et l'opium, par Stork et Murray pour la jusquiame et l'opium, a été mis hors de doute par les expériences et par les observations cliniques de ces dernières années.

Est-ce que la belladone qui produit une angine et une éruption analogue à la scarlatine ne préserve pas de la scarlatine? Ce fait, annoncé d'abord par Hahnemann, a été accepté par la majorité des médecins, et en particulier par Rilliet et Barthez qu'on n'accusera pas d'être des esprits amoureux d'hypothèses (t. III, p. 209).

Et, puisque nous parlons de prophylaxie, quel fait plus probant de la vérité du *simile* que le fait de la vaccine? La vaccine, qui préserve si souvent de la petite vérole, offre une éruption tout à fait semblable à celle de cette maladie, et elle provient en dernière analyse d'une fièvre éruptive du cheval, fièvre éruptive qui a la plus grande analogie avec la variole humaine.

La syphilisation, malgré les exagérations de ses partisans, compte néanmoins des cas de guérison suffisamment nombreux et authentiques pour qu'on retrouve encore dans l'histoire de cette étrange médication la confirmation de la loi de similitude.

Examinons maintenant les objections principales qu'on peut faire contre la loi des semblables.

Première objection. — Les effets produits par l'expérimentation des médicaments sont si peu constants qu'on trouve des auteurs qui nient l'action *fébrigène* du quinquina et de l'arsenic; par conséquent la loi des semblables, en supposant qu'elle soit vraie, manque de la base qui lui est nécessaire pour son application.

Parce que certains individus peuvent boire de grandes quantités d'alcool sans être pris d'ivresse, ou parce que d'autres peuvent absorber des doses énormes de mercure sans éprouver de salivation, en conclurez-vous que l'alcool ne produit pas l'ivresse et que la salivation n'est pas un symptôme du mercure?

Le Dr Imbert-Goubeyre a dit avec raison que les effets des médicaments n'étaient pas nécessaires mais *contingents*. Nous ajouterons que cette contingence est relative aux espèces animales, aux individus et aux âges. Ainsi le lapin peut se nourrir de belladone, et la cantharide est presque sans action sur le porc-épic; il y a des individus rebelles au mercure, et l'ivresse varie avec presque chaque personne, tant pour les doses nécessaires à sa production que pour les symptômes qui l'accompagnent; enfin, Rilliet a signalé ce fait que l'iode qui avait été bien supporté pendant la jeunesse déterminait l'iodisme chez les mêmes personnes arrivées à l'âge mûr. La contingence dans l'action des médicaments ne prouve qu'une chose, c'est que pour avoir l'histoire complète d'un médicament il faut l'expérimenter à doses variables chez plusieurs individus. Ajoutons enfin que les esprits systématiques, et ils sont encore nombreux en médecine, ne sont pas propres à l'observation, et que pour eux les faits les plus patents sont comptés pour rien. Ainsi Giacomini n'acceptera jamais que le camphre soit l'antidote des cantharides, parce que la loi des semblables n'a jamais pu entrer dans sa tête, et que ces deux médicaments appartiennent à la même classe de médicaments prétendus hyposthénisants (1). C'est pour ces esprits qu'Hippocrate a écrit son axiome : *experientia fallax*, l'observation est pour eux complétement inutile ; *leur siége est fait*.

Deuxième objection. — La loi des semblables ne ré-

(1) Giacomini, *id.*, p. 149.

pond pas à toutes les indications, cela est très-vrai; mais cette objection ne détruit pas la loi des semblables dans les cas extrêmement nombreux où elle s'applique. Nous avons réservé nous-même, dans notre première conférence, les cas où la *loi des contraires était seule applicable*. Ce sont les maladies de causes externes et certains accidents, certains symptômes dans les maladies de cause interne; nous n'y reviendrons pas.

Troisième objection. — La loi des semblables est absurde; en agissant dans le sens de la maladie on ne fait qu'aggraver le mal.

Ce qui est absurde, c'est de remplacer l'observation par un raisonnement malsain, de raisonner là où il convient d'observer. Est-il si absurde de donner dans une maladie qui siége sur le cerveau ou sur le cœur, un médicament qui agisse sur ces deux viscères? Pour mon compte, ce que je trouve absurde, c'est de donner dans une affection du cœur un médicament qui n'a d'action que sur le foie, ou dans une affection du poumon un médicament qui se localise sur le cerveau. Du reste, la question est jugée aujourd'hui par l'expérience universelle. La digitale, qui est un *poison du cœur*, reste un des médicaments importants dans les affections du cœur; de même que la *belladone* et l'*opium*, ces deux grands *poisons du cerveau*, sont employés chaque jour dans les affections cérébrales.

Conclusion. — La loi des semblables est vraie; elle peut s'appliquer en l'absence de toute hypothèse. Nous avons donc trouvé une base pour asseoir la *thérapeutique positive*. Nous verrons dans notre prochaine réunion si la *matière médicale hahnemannienne* peut nous fournir notre second point d'appui.

Troisième Conférence.

MATIÈRE MÉDICALE. — DOSES IMPONDÉRABLES.

Nous avons vu que dans la matière médicale de Galien et de ses sucéesseurs les médicaments étaient affublés de vertus hypothétiques correspondant à des causes morbides non moins hypothétiques auxquelles il s'agissait de les opposer. De là sont nés les *antiphlogistiques*, les *toniques*, les *fondants*, les *désobstruants*, les *adoucissants*, les *resserrants*, les *échauffants*, les *rafraîchissants*, et une foule d'autres dont les noms encombrent encore et la matière médicale moderne et l'esprit des médecins contemporains. Il est temps de reléguer dans les mêmes oublis les vertus hypothétiques des médicaments et les causes hypothétiques des maladies et de nettoyer les *étables* de la thérapeutique, qui sont une honte pour la science médicale; il est temps enfin de ne plus accepter comme propriété des médicaments que celles qui sont démontrées par l'expérimentation.

Examinons si la matière médicale hahnemannienne répond à cette condition.

SOURCE DE LA MATIÈRE MÉDICALE.

Les caractères physiques et chimiques des médicaments, la connaissance de leur action curative dans certaines maladies, l'analogie, mais surtout l'expérimentation sur l'homme en santé et sur les animaux, telles sont les sources de la matière médicale.

1° *Caractères physiques*. Les caractères physiques des médicaments ne nous donnent presque aucun renseignement sur leurs propriétés. On a dit que les *amers* étaient toniques et fébrifuges, c'est une erreur. La chicorée, qui est très-amère, n'est ni tonique ni fébrifuge, et le *fer* et l'*arsenic*, qui ne sont point amers, sont, l'un tonique (pour nous servir du langage usuel) et l'autre fébrifuge.

C'est cependant sur les caractères physiques que s'est élevée, en matière médicale, la doctrine des *signatures*, doctrine que nous déclarerions absolument fausse, si notre ami le Dr Frédault ne l'avait pas défendue avec beaucoup d'esprit dans *l'Art médical;* mais enfin, en admettant qu'il y ait un rapport entre la conformation d'une plante et ses propriétés, toujours est-il que, jusqu'à présent, les partisans de la *doctrine des signatures* n'ont guère donné que des renseignements ridicules sur l'action des médicaments. Faut-il signaler la carotte dans les ictères, la pulmonaire dans les affections du poumon, l'eau de laurier-cerise dans les affections du cœur, etc., etc.?

2° Les *propriétés chimiques* des médicaments ne sont guère utiles qu'aux chimiâtres; ces médecins fondaient sur les propriétés *alcalines* ou *acides* des médicaments un système qui a vécu longtemps, dont on retrouve encore des traces aujourd'hui, mais qui est entièrement faux. Du reste, il n'y a point de rapport entre les propriétés chimiques des médicaments et leurs propriétés curatives. Quels rapports entre le quinquina et l'arsenic qui, tous les deux, sont fébrifuges?

Si le mercure, l'iode et l'or sont tous les trois des métaux et tous les trois antisyphilitiques, en résulte-t-il que le plomb, le fer et les autres métaux soient antisyphilitiques?

La chimie ne fournit qu'un seul renseignement utile; elle fait connaître la composition des corps, elle permet de rapprocher certains médicaments et d'arriver par *analogie* à prévoir l'action d'un médicament nouveau. Ainsi l'analyse chimique en montrant qu'il y a de la *strychnine* dans la noix vomique, la fève de Saint-Ignace, l'anacardium et la fausse angusture, nous porte à croire que ces médicaments seront *peut-être* succédanés les uns des autres; de même pour les médicaments qui contiennent l'*atropine* ou la *vératrine*. Mais, hâtons-nous de le dire, la composition chimique n'indique qu'une *analogie* et non une *similitude*, et il faut se garder de croire qu'il soit indifférent de prescrire la noix vomique ou l'anacardium, la belladone ou le stramonium.

3° L'*usus in morbis* est-il une source légitime de la matière médicale? Nous ne le croyons pas. Nous l'avons vu à l'œuvre depuis deux mille ans, et qu'a-t-il enfanté? des incertitudes, des contradictions, des connaissances personnelles et sans contrôle.

L'*usus in morbis* est une méthode de vérification, mais non une méthode d'invention. Comprend-on comment les médecins seraient arrivés à trouver que le quinquina était un fébrifuge et l'ipéca un médicament contre la dysentérie, si en les important en Europe on n'avait pas en même temps importé la tradition de leurs propriétés médicamenteuses? Pour arriver à connaître les vertus d'un médicament, seulement par son usage dans les maladies, il faudrait l'essayer dans toutes les formes, dans toutes les variétés individuelles et faire mille essais infructueux avant d'arriver à un résultat même minime; avec cette méthode le *hasard* serait le seul dieu de la thérapeutique, et je n'hésite pas à dire que ce dieu n'a jamais rendu d'oracles et qu'on a toujours employé un médicament soit en vertu d'une *idée*, soit en vertu d'une *tradition*. Donc l'*usus in morbis* reste une admirable méthode de vérification, mais une source complétement stérile pour la découverte des propriétés des médicaments.

L'expérimentation des médicaments sur l'homme sain et sur les animaux est la véritable méthode pour découvrir les propriétés positives des médicaments. Nous allons examiner quelles sont les règles indispensables à suivre dans l'emploi de cette méthode; puis nous signalerons les principales erreurs commises par Hahnemann et par ses élèves directs dans son application.

Première règle. *Varier les doses.* — Les doses fortes, toxiques, produisent des perturbations violentes, image de maladies aiguës; l'empoisonnement par l'arsenic, le veratrum et le cuivre, par exemple, fournissent l'image du choléra, comme l'empoisonnement par l'opium produit un état analogue à l'apoplexie. Mais cette méthode est bien loin de donner tous les effets propres aux médicaments, leur développement complet est interrompu soit par la mort du sujet, soit par les antidotes qu'on est obligé d'administrer. C'est le procédé employé le plus généralement par les médecins étrangers à l'école de Hahnemann dans leurs expérimentations sur les animaux. Il donne des renseignements très-limités, mais qui sont néanmoins nécessaires à obtenir pour avoir l'image complète du médicament.

Les *doses non toxiques* produisent un état beaucoup moins violent, mais qui se prolonge, pour ainsi dire, au gré de l'expérimentateur et fournit un très-grand nombre de symptômes. Ces doses doivent elles-mêmes être très-variées si on veut avoir l'histoire complète du médicament, et il ne faut pas oublier que certains symptômes ne sont produits que par des *doses infiniment petites*. Ce fait, affirmé par tous les homœopathes, est confirmé par les recherches de Rilliet sur l'iode. Ce médecin dit textuellement « que l'iodisme se développe principalement par de très-petites doses » (Rilliet, p. 3). Il l'a vu se développer avec un dix-millième d'iode, et même sous la seule influence de l'air de la mer (*dito*, p. 6). Ce sont, comme on le voit, de véritables doses infinitésimales.

Deuxième règle. *Varier les sujets en expériences.* — Il ne faut pas oublier ce que le Dr Imbert a dit de la *contingence* des effets produits par les médicaments sur l'homme sain, et pour avoir le plus grand nombre de symptômes possibles sur un médicament, il faut rechercher les *individus réactifs*, si je puis m'exprimer ainsi. Il existe, en effet, des organismes qui sont tellement *sensibles* à certains médicaments qu'ils ne peuvent en prendre les plus petites doses sans en éprouver des effets considérables. Je connais une dame qui, pour la moindre dose d'opium, voit son corps se couvrir de plaques rouges très-prurigineuses. On a cité partout la cliente de Récamier qui était prise d'érysipèle pour la moindre dose de mercure. J'ai vu des malades être pris d'hallucinations sous l'influence d'un centigramme d'extrait de belladone. Trousseau rapporte le fait d'un homme qui était pris d'un accès d'asthme toutes les fois qu'on ouvrait un flacon contenant de la poudre d'ipécacuanha.

Ce sont ces organismes qui sont les meilleurs sujets pour l'expérimentation des médicaments.

TROISIÈME RÈGLE. — Quand le médicament commence à produire des effets sensibles, il faut suspendre son emploi jusqu'à ce que les effets aient complétement cessé.

Cette règle, suivie seulement dans l'école de Hahnemann, permet d'étudier avec beaucoup plus de netteté chacun des symptômes produits par le médicament. Si, en effet, lorsqu'un médicament est en action vous administrez de nouvelles doses, vous faites naître de nouveaux symptômes qui obscurcissent ou remplacent même complétément le symptôme en observation.

Défauts de la matière médicale de Hahnemann.—La matière médicale que nous ont laissé Hahnemann et ses élèves immédiats a été édifiée suivant les préceptes que nous venons de décrire. Cependant elle présente des défauts que nous devons maintenant examiner.

Hahnemann a décrit les symptômes produits par les médicaments suivant un ordre anatomique; il a séparé violemment les symptômes qui étaient naturellement associés pour les distribuer dans des paragraphes isolés; il a brisé l'ordre d'évolution pour y substituer l'ordre analytique, et c'est là le plus grand défaut de ses pathogénésies. Il résulte de la méthode anatomique et analytique suivie par Hahnemann trois inconvénients principaux :

1° On ne reconnaît plus dans les effets produits par le médicament l'image d'une maladie. Exemple : si vous séparez dans des paragraphes à part : les vomissements, la diarrhée, les crampes, les sueurs froides, la faiblesse du pouls, produits par le veratrum, comment aurez-vous l'image du choléra? L'*évolution* est un caractère important et qui donne aux symptômes leur véritable valeur. Si vous le supprimez, vous créez une difficulté considérable à l'étude du médicament, puisque, pour comprendre son action, il faut que chacun reconstitue à grand'peine et fort incomplétement cette évolution.

2° En admettant ainsi dans des paragraphes séparés et suivant l'ordre anatomique les symptômes obtenus par un grand nombre d'observateurs, Hahnemann a démesurément allongé l'histoire de chaque médicament et rendu l'histoire de la matière médicale très-difficile et même rebutante pour les commençants. S'il eût suivi la méthode des évolutions, les observations, si multipliées qu'elles fussent, n'auraient servi qu'à confirmer le type, la physionomie du médicament par leurs symptômes constants. Quant aux symptômes non constants, ils eussent, sous le nom de symptômes accidentels, constitué une réserve encore fort importante pour le choix du médicament, mais qui n'eût plus altéré sa physionomie propre. Avec l'ordre d'évolution, on eût encore évité les *répétitions inutiles*, les *contradictions apparentes* qui font des pathogénésies de Hahnemann une des productions les plus indigestes qui existent dans la littérature médicale.

3° L'ordre analytique a pour l'histoire des médicaments le même inconvénient que pour l'histoire des maladies: ces tableaux artificiels se ressemblent tous, à première vue, et c'est là une objection qui nous a été faite par presque tous les débutants. Je sais bien qu'un examen plus approfondi ne tarde pas à faire surgir des différences considérables, mais toujours est-il que la méthode est mauvaise, puisqu'elle donne aux faits une physionomie qu'ils n'ont réellement pas.

Ajoutons, pour être juste, que ces défauts sont ceux du siècle dans lequel vivait Hahnemann plutôt que les siens propres, et que les nosographies contemporaines sont faites identiquement sur le même plan.

Hahnemann a encore eu le tort de ne pas indiquer suffisamment les doses dont il s'est servi et d'avoir mélangé aux effets purs des médicaments des effets curatifs.

Mais, quels que soient ces défauts, que pour rien au monde nous n'aurions voulu vous dissimuler, les pathogénésies de Hahnemann n'en reposent pas moins sur la méthode expérimentale ; elles nous donnent une connaissance assurée des propriétés réelles des médicaments, elles peuvent donc servir de base à la thérapeutique positive. Elles sont, du reste, confirmées dans ce qu'elles ont d'essentiel par la toxicologie et par les quelques expériences entreprises dans ces derniers temps dans les écoles rivales.

DOSES INFINITÉSIMALES.

Nous abordons maintenant le point le plus contesté de la réforme hahnemannienne ; et, disons-le tout de suite, l'action des doses impondérables n'est pas seulement contestable à cause de son étrangeté ; mais encore parce qu'elle a quelque chose de systématique et qu'elle ne ressort pas directement des flancs de la méthode expérimentale.

Il était naturel et conforme au bon sens qu'ayant à prescrire un médicament qui agit dans le sens de la maladie on choisit une dose aussi petite que possible, et on trouve dans la tradition des exemples de doses excessivement réduites. Mais il y a une abîme entre les 20e et les 50e des grains employés par Paracelse et la 30e dilution hahnemannienne ; et il y a un *système* entre l'idée de donner de très-petites doses et celle de créer une échelle posologique dont chaque degré décroît régulièrement dans une proportion exprimée par une division par 100. Nous le répétons, il y a là une idée systématique dont Hahnemann n'a point laissé la clef et qui choque instinctivement les esprits positifs. Ceci dit, nous examinerons néanmoins la question des doses infinitésimales.

Et d'abord qu'est-ce qu'une dilution hahnemannienne? On prend une goutte de médicament liquide et on la met dans un flacon contenant 99 gouttes d'alcool, on mélange intimemement et on a la 1re dilution. Avec une goutte de la 1re dilution et 99 gouttes d'alcool on fait la seconde dilution et ainsi de suite jusqu'à la 30e dilution. Pour les médicaments solides, on prend 5 centigrammes du médicament que l'on triture avec 5 grammes de sucre de lait pour faire la 1re trituration.

La seule question importante à examiner maintenant est celle de savoir si les dilutions agissent ou si elles n'agissent pas, mais il y a deux difficultés incidentes que nous devons examiner en passant.

Un mathématicien qui avait des loisirs s'est amusé à calculer combien il faudrait d'alcool pour porter à la 30e dilution chaque goutte des 29 dilutions qui précèdent la 30e et il est arrivé à trouver que cette quantite serait tellement considérable qu'il faudrait, pour la contenir, un vase dont le diamètre dépasserait la distance du soleil à Saturne.

De ce calcul, très-intéressant pour les amateurs de la progression géométrique, des adversaires de mauvaise foi ont conclu qu'il n'y avait pas assez d'alcool sur la terre pour faire une 30e dilution. Qu'ils se rassurent, il ne faut pour faire une dilution que 100 gouttes, soit 5 grammes d'alcool, et pour en faire 30 il ne faut, comme l'a déjà dit le professeur Imbert, que 30 fois 5 grammes, c'est-à-dire 150 grammes d'alcool.

Seconde difficulté aussi forte que la première : on dit communément, comment les dilutions homœopathiques peuvent-elles agir puisqu'elles ne contiennent rien !

Comment pouvez-vous dire qu'elles ne contiennent rien, puisque vous y avez mis quelque chose? Dites qu'elles contiennent une quantité de substance *infiniment petite*. Mais d'une quantité infiniment petite à rien du tout, il y a aussi loin que de l'être au néant. D'ailleurs, à mesure que vos moyens d'analyse se perfectionnent, vous pouvez constater la présence du médicament dans les dilutions de plus en plus élevées. Ainsi, le Dr Ozanam, à l'aide de l'analyse spectrale, a retrouvé les substances médicamenteuses jusque dans la 8e dilution.

Mais arrivons à la véritable question : les dilutions homœopathiques agissent-elles, oui ou non?

Vous n'attendez pas de moi, qui me suis posé comme le champion de la méthode expérimentale, que je cherche à vous démontrer l'action des doses infinitésimales par un *dynamisme* quelconque, par une *force latente* due à des succussions multipliées, par une sorte d'électricité résultant des frottements et des secousses. Je n'ai pas quitté les chimères de Galien pour embrasser celles de Hahnemann; j'ai dit adieu pour jamais au monde des hypothèses, et je suis résolu à rester sur le terrain de l'observation et de l'expérimentation en thérapeutique.

Pour la posologie hahnemanienne, je ne connais que deux ordres de preuves, l'*analogie* et l'essai du médicament sur l'homme sain et sur l'homme malade.

Analogie. Quand une découverte se produit, elle a toujours le droit d'invoquer l'analogie, non pas comme une démonstration définitive, mais comme un moyen de préparer les esprits à une démonstration véritable. L'action des doses impondérables a des analogies avec l'action des liquides fécondants, avec celle des causes morbides et même avec des actions médicamenteuses déjà universellement acceptées.

Analogie avec les liquides fécondants. Je n'insisterai pas sur cette preuve qui a été répétée à satiété. Je vous rappellerai seulement que Spallanzani opérait des fécondateurs avec du sperme porté à la 2e dilution, et que même pour la *salamandre*, la fécondation n'avait lieu qu'à la condition d'opérer avec du sperme dilué dans une grande quantité d'eau.

Analogie avec les causes morbifiques. Les produits morbides inoculables de la syphilis, du vaccin, de la rage, etc., sont absolument comme les globules; ils échappent complétement à l'examen microscopique et à l'analyse chimique, et on pourrait dire qu'ils ne contiennent rien que de l'eau, de l'albumine et quelques sels. Comme les globules, ils n'ont qu'un seul réactif, l'organisme humain. Les *effluves*, les *miasmes*, qui propagent les maladies à distance, ne sont pas plus susceptibles d'analyse que les *virus*, et nous avons ici des actions considérables, des maladies souvent mortelles déterminées par des infiniment petits, par des agents impondérables. Arrêtons-nous un instant sur cette question d'étiologie, si propre à faire comprendre l'action des globules. Croyez-vous, messieurs, que le *virus* et les *miasmes* soient, dans l'acception propre du mot, des *causes* de maladies? Croyez-vous qu'ils contiennent la maladie? que cette infiniment petite partie d'une goutte de pus syphilitique contienne dans ses entrailles la syphilis tout entière, jusqu'à ses accidents tertiaires ou quaternaires et ses conséquences héréditaires? Croyez-vous, pour prendre un exemple plus simple que ce 10,000ᵉ d'iode que Rilliet a vu produire l'iodisme, contenait toute la série des symptômes qui constitue l'empoisonnement par l'iode, et ne sentez-vous pas toute l'absurdité de cette étiologie, qui veut expliquer les maladies par des germes et des poisons?

Pour que la syphilis se développe sous l'influence de l'inoculation de la sérosité d'un chancre, il faut que l'individu présente des conditions de réceptivité qui dans un cas développent la maladie complète, dans un autre une forme éphémère, et dans un autre enfin résistent complétement à cette inoculation et la rendent entièrement stérile; il en est de même de l'action de l'iode, qui ne développe l'*iodisme* que dans des constitutions et à un âge particulier. Vous voyez donc clairement que ce n'est pas l'atome du virus qui fait tous ces ravages, pas plus que la parcelle d'iode qui menace de mort. L'organisme a été dévié de sa voie physiologique par cette inoculation, par cet empoisonnement; il a été sollicité dans un certain sens, et, s'il y était disposé, il a développé, suivant cette disposition, l'une des formes de la syphilis; dans le cas contraire, il résiste absolument à cette prétendue cause, qui se trouve complétement incapable de produire un effet, et l'on peut répéter, en en modifiant le sens, cet axiome d'Hippocrate : *Natura repugnante omnia vana.* Eh bien! en thérapeutique il en est absolument comme en étiologie, ce ne sont pas les médicaments qui sont la *cause réelle* de la guérison; ils ne contiennent pas la guérison, mois ils sollicitent l'organisme dans un sens, et si cette sollicitation est appropriée, l'organisme égaré sur les pas de la cause morbifique, fait un retour sur lui-même et revient à l'état physiologique par un travail qui lui est propre, *natura medicatrix*. On comprend dès lors l'inutilité des hautes doses et l'analogie qui existe entre l'action des causes impondérables, invisibles et *inanalysables*, et celle des doses hahnemanniennes.

En troisième lieu enfin, l'action incontestée de certains médicaments prépare l'esprit à accepter l'action des doses infinitésimales; exemple le musc qui agit par son odeur et sans perdre de son poids, au moins d'une manière appréciable. Les eaux minérales surtout, dont quelques-unes, par leur composition, sont comparables à l'eau de Seine, Wildbad, Evian, Gastein; d'autres, contiennent de l'arsenic à la 2e dilution, le *Mont-Dore*, par exemple.

Démonstration par l'expérimentation sur l'homme sain. Cette démonstration n'a guère était faite que par les homœopathes, en sorte que vous pourriez la récuser. Je n'yinsisterai donc pas. Je vous rappellerai seulement que le professeur Imbert-Gourbeyre a expérimenté sur ses élèves et sur lui-même l'arsenic préparé suivant la méthode de Hahnemann, et qu'il a vu se produire des éruptions et des blépharites avec la 14e dilution.

Quatrième Conférence.

DÉMONSTRATION CLINIQUE DE L'ACTION DES DOSES INFINITÉSIMALES.

Cette preuve clinique existe-t-elle ? Je répondrai simplement : nous avons cru que cette preuve était faite le jour où nous avons vu les pneumonies guérir en très-grand nombre par l'action des globules, et nous l'avons cru à ce point que nous nous sommes engagé résolûment dans la voie si épineuse de la réforme thérapeutique sans regarder en arrière, sans un regret pour cette carrière des hôpitaux qui nous était fermée par le fait même de notre résolution. Maintenant nous disons avec la même simplicité que les travaux de Dielt sur l'expectation de la pneumonie ont renversé notre démonstration, et que si la pratique de chaque jour a pu nous convaincre de l'action des doses infinitésimales, il n'en est pas moins vrai que la preuve scientifique est à recommencer.

Aujourd'hui on ne nie plus brutalement les guérisons obtenues par les médecins homœopathes, seulement on les *explique* par la marche naturelle des maladies et par une heureuse coïncidence ; de la part des hommes qui ne se sont point compromis par leur intolérance envers les partisans de la réforme hahnemannienne, la critique est aussi devenue moins haineuse, et j'ai souvent entendu formuler l'objection contre les petites doses de la manière suivante :

« Vous avez doté la thérapeutique de deux principes admirables, la loi de similitude et l'expérimentation du médicament sur l'homme sain; vous avez fait tomber bien des préjugés et vous avez inauguré la vraie thérapeutique, la thérapeutique positive; mais laissez là ces doses ridicules. En croyant à leur action vous êtes le jouet d'une illusion et vous compromettez le succès de votre réforme. Certainement vos premiers succès dans le traitement de la pneumonie justifient et excusent votre erreur; mais la critique moderne a démontré que la pneumonie et beaucoup de maladies aiguës guérissaient par les seules forces de la nature, et guérissaient d'autant mieux qu'on les traitait moins. Quant aux cas de maladies chroniques cités en grand nombre dans vos recueils, ce sont des cas exceptionnels et *choisis* et qui, par conséquent, ne prouvent rien. Vous êtes les victimes d'une erreur bien commune parmi les médecins, l'ignorance de la marche naturelle des maladies; cette erreur vous fait attribuer aux médicaments les changements en bien ou en mal qui surviennent chez vos malades. Si le malade va mieux, vous dites: le médicament guérit; s'il va plus mal, vous dites: le médicament aggrave; si son état ne change pas, c'est que le médicament est mal choisi, et ainsi vous vous entretenez vous-mêmes dans un aveuglement incurable. Ne vous entêtez pas dans cette erreur, vous y avez déjà perdu votre carrière scientifique par l'intolérance de vos collègues; cédez à la critique moderne et vous reprendrez votre place légitime à la tête du mouvement thérapeutique. »

Voici, Messieurs, l'objection dans toute sa force; j'aurais été honteux de vous en dissimuler la puissance: triste manœuvre, véritable faute qui retombe tôt ou tard sur celui qui la commet. Mais, avant d'aborder l'examen tiré de la guérison naturelle des maladies, je crois utile d'asseoir sur des preuves irrécusables la défaite de l'allopathie, c'est-à-dire de la thérapeutique prétendue agissante; nous reviendrons ensuite à l'expectation.

J.-P. Tessier commença ses expériences à l'hôpital Sainte-Marguerite (maintenant Sainte-Eugénie) avec l'approbation et les encouragements de ses collègues; Valleix fit même passer un malade atteint de pneumonie de son service dans celui de Tessier, afin de multiplier les sujets d'observations. Mais le succès ayant couronné ces expériences, les collègues se retirèrent d'abord; puis ensuite ils dénoncèrent Tessier à l'administration, et l'accusèrent d'introduire le charlatanisme dans les hôpitaux; *invidia medicorum pessima*... L'administration tolérante et libérale de M. Davenne, répondit par une enquête à cette dénonciation, et voici le résultat de la statistique poursuivie pendant trois années à l'hôpital Sainte-Marguerite :

MÉDECINE HOMŒOPATHIQUE.

Année 1849 (1).	sur 1,292	malades,	126	morts..	9,75 0/0
— 1850...	— 1,677	—	138	—...	8,22 —
— 1851...	— 1,694	—	135	—...	7,96 —
Total..	4,663		399		

Mortalité : 8,55 0/0.

MÉDECINE ALLOPATHIQUE.

Année 1849 (1).	sur 1,097	malades,	126	morts..	14,71 0/0
— 1850...	— 1,195	—	107	—...	8,99 —
— 1851...	— 1,442	—	135	—...	9,36 —
Total..	3,724		411		

Mortalité : 11,3 0/0.

C'est-à-dire que la mortalité est supérieure à peu près de 25 0/0 dans le service allopathique.

(1) Année du choléra.

Messieurs, ces chiffres ont été déjà publiés bien des fois et jamais ils n'ont été contestés; l'honorable M. Thayer les a cités à la tribune du Sénat, et leur a donné ainsi une consécration officielle; moi-même, enfin, je me suis rendu auprès de M. Davenne, qui a bien voulu me confirmer leur authenticité.

Il est donc acquis que, pendant trois années, dans des conditions identiques de temps et de lieux, sur un nombre considérable de malades, l'homœopathie a été supérieure à la thérapeutique prétendue énergique, dans la proportion de 25 0/0. Ces faits, qu'il est impossible aujourd'hui de passer sous silence, me permettent de poser maintenant ce dilemme à nos adversaires: ou bien les doses infinitésimales agissent, et alors pourquoi ne les avez-vous pas adoptées; ou bien elles sont inertes, et alors vous êtes des meurtriers, puisque votre intervention se traduit par une augmentation de 25 0/0 dans la mortalité; votre médication est responsable de ces 25 morts.

Ces faits, rapprochés des succès de l'école de Vienne, démontrent qu'aujourd'hui la guerre n'est plus entre l'homœopathie et l'allopathie, mais entre l'homœopathie et l'expectation. C'est là le dernier refuge de nos adversaires qui doivent quitter le nom d'allopathie pour prendre celui de *nihiliste*.

Maintenant il nous reste à démontrer que le succès de l'homœopathie, à l'hôpital Sainte-Marguerite, ne s'explique pas par la marche naturelle des maladies, et que cette méthode thérapeutique est encore préférable à l'expectation. Pour cela, nous établirons: 1° que les maladies guérissent en plus grand nombre quand elles sont traitées par les doses infinitésimales que quand elles sont abandonnées à elles-mêmes ; 2° qu'elles guerissent autrement.

La pneumonie est la seule maladie qui ait été abandonnée à l'expectation sur une grande échelle ; elle sera donc le terrain naturel de notre discussion.

1° Les doses homœopathiques donnent de plus beaux chiffres dans le traitement de la pneumonie que l'expectation.

Cette argumentation est une simple question de chiffres. Voici leur donnée par l'expectation :

Diebt, en 1849, a obtenu............	7,4	sur 100
— en 1852, —	9,2	—
— en 1854, —	20,7	—
Bordes a obtenu..................	22	—
Smidt plus de....................	23	—
Et enfin Brandes..................	31	—

Ce qui donne une moyenne de 18,81 0/0.

Voici maintenant les chiffres des médecins homœopathes, et nous ne citons que les résultats obtenus dans les hôpitaux.

Tessier, à Sainte-Marguerite, a obtenu, sur une série de faits, dont toutes les observations ont été publiées, 3 morts sur 43 malades, dont il faut défalquer les deux qui ont succombé le lendemain de leur entrée :

Soit : moins de 3 0/0.

Les résultats relevés dans les différents hôpitaux de Vienne sont de 6 0/0.

Il est intéressant de rapprocher de ces chiffres ceux obtenus par les traitements prétendus actifs de la pneumonie. Voici les principales statistiques :

M. Bouillaud n'annonce que 12 0/0 ; ces chiffres ont été très-contestés par Grisolle et Valleix ; mais, comme nous n'avons pas les éléments nécessaires pour les discuter, nous les acceptons tels quels :

Bouillaud	12 0/0
Louis	33 —
Broussais	50 —
Chesnel	20 —
Grisolle	17 —
Le bulletin des hôpitaux pour 1863	43 —

Ce qui donne une moyenne de 29 0/0.

En minima :

L'allopathie donne, dans le traitement de la pneumonie, une mortalité de	29	0/0
L'expectation	18,81	—
Et l'homœopathie	6	—

Ces statistiques, suffisamment nombreuses, prouvent donc que l'homœopathie guérit les pneumonies dans une proportion plus grande que l'expectation ; que cette proportion s'exprime par le rapport de 6 à 18,8. C'est-à-dire qu'elle est d'un peu plus des 2/3.

Second argument. La pneumonie, traitée par l'homœopathie, guérit *autrement* que celle qui est abandonnée à l'expectation.

Cet argument est décisif; il n'à pas besoin, comme la statistique, d'un très-grand nombre de faits ; il n'est pas susceptible de varier avec de nouvelles séries.

Voici, d'après les médecins qui ont eu l'occasion d'étudier la pneumonie abandonnée à elle-même, quelle est la marche de cette maladie, lorsqu'elle se termine par la guérison. « La période d'augment a une durée variable ; elle ne passe nullement d'une manière insensible à la période de *déclin ;* mais cette transition *se fait d'une manière si subite qu'on n'en trouve pas d'exemple dans les autres maladies.* Lorsque la pneumonie a atteint sa plus grande étendue mesurée par les moyens physiques, avant le cinquième, le septième, rarement le neuvième jour, que la température est montée au plus haut point, souvent à 40 degrés centigrades et plus, que le pouls a atteint son maximum de fréquence, que l'état du malade inspire de sérieuses inquiétudes, par suite de la dyspnée et de l'état général grave. Tout d'un coup, nous voyons, dans l'espace d'une nuit, la température baisser très-souvent d'une manière considérable. En même temps, la fréquence du pouls diminue, et le sentiment d'un grand soulagement remplace un état général si grave ; la dyspnée a diminué ou a complétement disparu. Il n'est pas rare d'observer qu'au bout de vingt-quatre ou trente-six heures, la température et le pouls sont normaux ; le bien-être est complet, le malade a dormi et le malade demande à manger. . . . .

Bientôt après que l'infiltration a cessé de se former (combien de jours ? Niemayer aurait dû le dire), la résorption commence ; *cependant il se passe des semaines avant que la disparition complète de l'exsudat pneumonique nous soit démontrée par l'auscultation et la percussion.* » (T. L., p. 166.)

Niemayer ajoute : « Si on n'a reconnu seulement que de nos jours la marche évidemment cyclique de la pneumonie, c'est qu'avant nous on intervenait beaucoup plus activement et qu'*on troublait ainsi l'évolution naturelle de la maladie* » (*id.* p. 167).

La description qui précéde est donc bien l'histoire de la marche naturelle de la pneumonie, histoire tracée par les mains d'un médecin qui intervient assez peu pour que cette marche naturelle ne soit pas troublée.

Nous aurions pu rapporter encore la description de la pneumonie non traitée, attribuée par Trousseau au Dr Bourgeois (d'Étampes). Mais elle est si confuse que nous renvoyons à l'auteur. Du reste, Bourgeois reconnaît aussi que la pneumonie non traitée n'arrive à résolution complète qu'après plusieurs semaines. (*Clinique médicale*, t. I, p. 601.)

D'où il résulte que la pneumonie non traitée présente, lorsqu'elle guérit, un ensemble de symptômes de plus en plus graves, terminé *brusquement* du septième au neuvième jour ; et qu'il n'existe point de période de déclin, et que la convalescence succède sans tradition à la période d'état ; qu'enfin, et c'est là un signe précieux, la résolution de l'hépatisation ne serait complète qu'après plusieurs semaines.

Voici maintenant quelle est la marche et la durée des pneumonies traitées par l'homœopathie. Ces résumés sont le résultat de l'analyse de quarante-huit observations.

Quels que soient la *période* de la maladie et l'*âge* du malade, l'amélioration apparaît habituellement le troisième jour du traitement (du deuxième au quatrième). Elle porte sur le point de côté et sur le mouvement fébrile ; elle n'est point subite et complète : au contraire, elle est graduelle et elle alterne avec des aggravations de moins en moins fortes. La résolution de l'hépatisation, caractérisée par l'apparition du râle *crepitans redux*, suit de très-près l'amélioration du mouvement fébrile, et habituellement (37 fois sur 48 cas), cette résolution est complète du cinquième au huitième jour du traitement, et c'est par exception qu'on est obligé de le continuer pendant deux septénaires (10 fois sur 48 dans le second septénaire; une fois sur 48 jusqu'au vingtième jour) (1).

En résumé, avec le traitement homœopathique l'amélioration des symptômes généraux de l'hépatisation est graduelle, et la résolution est complète au milieu ou à la fin du deuxième septénaire.

Au contraire, lorsque la pneumonie est abandonnée à l'expectation, la cessation des symptômes généraux est subite, et la résolution de l'hépatisation se fait attendre plusieurs semaines.

Il y a donc là deux différences radicales : Premièrement, l'instantanéité, pour ainsi dire, de la cessation des symptômes généraux dans la pneumonie abandonnée à même, opposée à leur décroissance graduelle, quand la pneumonie est traitée par l'homœopathie ; secondement, la longueur excessive de la résolution de l'hépatisption dans le premier cas, et la rapidité relative de cette résolution quand la pneumonie est soumise à l'action des doses infinitésimales. Donc les doses infinitésimales agissent, puisqu'elles changent la marche naturelle de la pneumonie. Et comme cette conclusion est le résultat direct de l'observation clinique, il faut l'accepter ou renoncer à la méthode expérimentale.

Mais, messieurs, il ne nous suffit pas de vous avoir démontré l'efficacité des doses infinitésimales ; nous désirons, en terminant ces conférences, vous mettre à même de vérifier ce grand fait thérapeutique. Nous sommes persuadé que votre conviction ne sera complète que lorsque vous aurez vu par vous-mêmes.

Pour que cette expérience soit facile et concluante, nous allons vous indiquer des cas bien déterminés dans lesquels avec un seul médicament vous obtiendrez des résultats incontestables. Nous vous éviterons ainsi

(1) *De l'expectation dans la pneumonie*, p. 28.

la recherche des médicaments et le choix de la dose, deux choses si difficiles à atteindre pour le médecin qui n'est pas familiarisé avec les difficultés de la matière médicale hahnemonnienne; vous ne serez pas exposés, comme le professeur Andral, à prescrire de l'aconit, parce qu'il y a un mouvement fébrile, ou de la belladone, parce qu'il y a une hémiplégie; à faire des expériences sans valeur scientifique, et dont Jourdan, son collègue à l'Académie, a pu dire : « Ou la note entière est une plaisanterie, ou elle est l'œuvre d'un infirmier. » Nous choisirons des cas assez fréquents et assez connus pour que l'expérience puisse se répéter souvent, et que le médecin puisse apprécier l'action du traitement ; des cas enfin dans lesquels la vie des malades ne court aucun danger immédiat, afin que de trop grandes et de trop justes préoccupations ne viennent pas troubler l'expérimentateur.

Le premier exemple que je choisirai est celui de ces *diarrhées aiguës* qui surviennent si fréquemment en été, et qui ont reçu le nom impropre de *cholérines ;* elles sont caractérisées par des selles très-liquides, très-abondantes, très-colorées, et s'accompagnent de coliques et d'un besoin très-impérieux ; elles s'évacuent avec force et s'accompagnent souvent d'un sentiment de cuisson à l'anus. Dans ces cas bien déterminés, vous réussirez avec un médicament qui produit une diarrhée violente, l'huile de *croton tiglium.* Trois gouttes de la 3e dilution de ce médicament dans 200 grammes d'eau, une cuillerée toutes les trois heures suffisent pour mettre fin très-rapidement à cette petite maladie.

Je prendrai pour second exemple cette forme de *diarrhée chronique* qui s'accompagne de selles indigérées, dans lesquelles on reconnaît les aliments, pris par les malades, et qui a reçu le nom de *lienterie.* Certes vous ne pouvez objecter ici que la maladie guérit toute seule, car il est peu d'affections qui soient aussi rebelles, et qui aient une aussi longue durée. Si cette lienterie s'accompagne de soif, d'un sentiment de brûlure dans le ventre, vous réussirez très-souvent avec *arsenic* 3ᵉ trituration, 20 centigrammes dans 200 grammes d'eau, trois cuillerées par jour.

Quelquefois, cette dose est suivie d'une aggravation momentanée, c'est-à-dire que les selles sont plus nombreuses, mais l'amélioration se produira dans les jours qui suivront l'administration du médicament, et c'est pour cette raison qu'après l'épuisement de la potion, il faudra accorder au malade quelques jours de repos avant de renouveler la dose. J'indique la troisième trituration parce que c'est la dose qui m'a réussi le plus souvent; mais je possède des observations de guérison avec la 12ᵉ et avec la 30ᵉ dilution en globules.

L'arsenic n'est cependant pas l'unique médicament de la *lienterie*, vous pourriez échouer, et alors, presque constamment, vous réussirez avec le *china*, surtout si les selles ont lieu *immédiatement après les repas*. La dose du china qui m'a le mieux réussi dans les cas difficiles est la trentième dilution en globules.

La *dyspepsie* est une affection aussi fréquente qu'elle est rebelle aux moyens ordinaires du traitement. Eh bien! je vais vous indiquer un moyen, non pas de la guérir infailliblement, mais de la modifier toujours; et comme cette modification se fait constamment dans le même sens, elle devient une preuve irrécusable de l'action médicamenteuse.

Lorsque, dans une dyspepsie non cancéreuse, il existe une douleur de l'estomac à jeun, que cette douleur disparaît pendant le repas; qu'elle reparaît une ou deux heures après sous la forme d'une *pesanteur* plus ou moins douloureuse, avec régurgitation des aliments, quelquefois même vomissements alimentaires ; que cet état s'accompagne de constipation, *nux vomica*, 12ᵉ dilution, administrée une heure avant les deux principaux repas, *graphites* 12ᵉ dilution, une heure après les mêmes repas, modifieront cet état ; ces deux médicaments feront disparaître les vomissements, les régurgitations alimentaires et la pesanteur à l'estomac après le repas. Tantôt cette modification sera passsagère, tantôt elle sera définitive, mais elle se produira le plus souvent. Vous échouerez au contraire presque toujours dans la dyspepsie flatulente, dans la dyspepsie chlorotique et surtout dans la dyspepsie hystérique.

Hahnemann ayant expérimenté *Drosera* observa les symptômes suivants : toux par quinte (58), soulèvement du cœur en toussant (63-64), vomissement d'aliments en tousant (65), picotement dans le larynx qui excite à tousser (86), et il en conclut que le *drosera* était le médicament de la *coqueluche*.

La clinique n'a pas confirmé cette conclusion d'une manière absolue ; et, pour mon compte, j'ai observé beaucoup d'épidémie de coqueluches dans lesquelles le *drosera* était insuffisant, quelle que fût la dose prescrite, mais en revanche, le *drosera* est un médicament qui réussit presque constamment dans la toux quinteuse que l'on observe dans le cours de la *phthisie* et à la fin des *grippes*.

Que la toux soit sèche ou grasse, qu'elle survienne de préférence le *soir* ou le *matin*; si elle est spasmodique, déterminée par un *chatouillement dans le larynx*, avec effort de vomissements, vomissements glaireux, *mais surtout vomissements alimentaires*, le *drosera* réussit à modifier cette toux aussi souvent que le sulfate de quinine à couper la fièvre intermittente; et la modification constante est la cessation du chatouillement dans le larynx et des vomissements alimentaires. Cet effet demande quelquefois plusieurs jours pour se produire. Dans la toux grippale, cette disparition est définitive; mais, dans la phthisie, la toux avec vomissement alimentaire se reproduit plus tôt ou plus tard après la cessation du médicament et, de nouveau, elle disparaît après son administration, en sorte que le *drosera* est un véritable médicament à expérience.

Cette action du *drosera* s'obtient *à toutes doses*, mais la 3ᵉ dilution, trois gouttes dans 200 grammes d'eau, trois cuillerées par jour, est la dose qui réussit le plus sûrement; cependant, j'ai des observations nombreuses dans lesquelles j'ai arrêté la toux particulière au *drosera* avec la 12ᵉ et la 30ᵉ dilution en globules, et en expérimentant la teinture de ce médicament dans le traitement de la phthisie pulmonaire, suivant la méthode de notre estimable confrère le Dʳ Curie, j'ai vu aussi la toux quinteuse se calmer et disparaître, au moins pour un temps.

Je terminerai ces exemples cliniques en vous signalant le traitement de quelques maladies qui n'ont aucune tendance à guérir spontanément et qui font, par leur ténacité, le désespoir de la thérapeutique ordinaire.

Le *fièvre intermittente* de *forme commune*, quand elle a résisté au sulfate de quinine, au quinquina, à l'arsenic à hautes doses, et enfin au changement de climat, est un excellent terrain pour la démonstration des doses infinitésimales. L'argument ordinaire des guérisons spontanées ne peut pas être invoqué dans ce cas, puisque la tendance naturelle de ces fièvres est l'état cachectique et l'incurabilité.

Le traitement dans ces cas difficiles n'est point aussi

simple que pour les affections citées précédemment et je ne puis affirmer que vous réussirez toujours avec les indications que je vais vous donner; mais il suffit que vous réussissiez quelquefois pour vous faire une conviction. Les deux médicaments le plus souvent indiqués sont : *arsenic* et *noix vomique.*

Arsenic est indiqué toutes les fois que vous rencontrerez les symptômes suivants : Frissons et quelquefois chaleur sans soif ; soif, surtout pendant la sueur ; périodes peu distinctes ou interverties ; sueurs survenant longtemps après la chaleur ; toux, dyspnée, angoisses, crainte de mourir ; sentiment de brûlure intérieure survenant comme symptômes accessoires soit avant, soit pendant l'accès.

Noix vomique doit être préférée quand le malade présentera les symptômes suivants : froid intense avec extrémité pâle et livide, soif surtout pendant le frisson et la chaleur, somnolence pendant la sueur. Névralgie sus ou sous-orbitaire, vomissements bilieux, constipation, mais surtout ténesme rectal et urinaire pendant ou avant l'accès.

Ne croyez pas que, dans ces cas, il faille choisir une dilution qui se rapproche des doses pondérables ; j'ai souvent réussi avec des 12es et des 30es dilutions en globules, après avoir échoué avec des premières triturations. Le mode d'administration le plus convenable est le même que pour le sulfate de quinine, une dose unique immédiatement après l'accès; dose qu'on ne répète point tant que le médicament agit.

La *migraine* est encore une de ces maladies qui passent à bon droit pour à peu près incurables. Je parle de la migraine, de *forme commune*, c'est-à-dire celle dont les accès ont une tendance naturelle à se rapprocher. Eh bien ! dans la migraine, dont les accès sont très-caractérisés, quand les douleurs prédominent d'un côté, qu'elles sont vives, qu'elles s'accompagnent de vomissements bilieux, vous réussirez très-souvent, sinon à guérir, au moins à modifier les accès avec *sanguinaria* à la 12e ou à la 30e dilution. Il convient, dans ce cas, d'administrer une potion de 125 grammes, deux cuillerées par jour après l'accès, et d'attendre l'accès suivant. La modification que vous obtiendrez le plus souvent est la cessation des vomissements, mais il ne faut pas confondre avec la migraine les *névralgies sous-orbitaires*.

CONCLUSION.

Au *point de vue doctrinal*, nous avons démontré que la réforme de Hahnemann contenait une thérapeutique complète reposant sur l'expérimentation, confirmée par la clinique et pouvant se passer de toute hypothèse. Néanmoins, nous avous fait les réserves suivantes :

1° Quant à la *loi des semblables*, nous avons dit que les maladies de *causes externes* et *certains accidents* des maladies de *causes internes* trouvaient leur traitement seulement dans la *loi des contraires;*

2° Quant à la *matière médicale*, que la méthode d'exposition employée par Hahnemann était essentiellement vicieuse ;

3° Enfin, quant aux hypothèses émises par Hahnemann pour expliquer l'*action des médicaments*, qu'elles n'étaient ni plus ni moins absurdes que celle des allopathes.

Au point de vue pratique, nous avons démontré que les doses impondérables, appliquées d'après la loi des semblables, agissaient et donnaient des résultats supérieurs à ceux de l'allopathie et à ceux de l'expectation ; de plus, nous vous avons mis à même de vérifier facilement l'action si extraordinaire de ces petites doses en vous signalant des effets à peu près constants et que vous pourrez reproduire quand vous le voudrez.

Messieurs, nous avons achevé notre tâche et rempli notre programme ; nous avons démontré qu'aujourd'hui la réforme de Hahnemann était la seule base possible de la thérapeutique positive ; et nous terminons en laissant à nos adversaires la honte d'avoir violemment repoussé une doctrine thérapeutique qui les domine de toute la hauteur de la méthode expérimentale, et à vous, Messieurs, le désir de vérifier une réforme qui vous permettra enfin de justifier la définition même de la médecine : *l'art de guérir.*

En nous séparant, pour cette année, je vous offre le seul enseignement clinique dont je puisse disposer, celui de mon dispensaire, tous les vendredis à cinq heures, rue de Verneuil, 41.

BIBLIOTHÈQUE IMPÉRIALE

PARIS. — IMPRIMERIE A. PARENT, RUE MONSIEUR-LE-PRINCE, 31

11 o

www.ingramcontent.com/pod-product-compliance
Ingram Content Group UK Ltd.
Pitfield, Milton Keynes, MK11 3LW, UK
UKHW021014220726
13924UKWH00002B/968